高血圧を下げるレシピ 35:

7 日間で血圧を下げる方法

ジョセフ　コレア著

Joseph Correa

公認スポーツ栄養士

著作権

この刊行物は、主題内容に関して、正確で信頼できる情報を提供するよう意図されています。

著者も発行者も、医療アドバイスは提供はしていないという理解の上で、本書は販売されています。もし医療アドバイスやアシスタントが必要な場合は、医師にご相談下さい。

本書はガイドであり、あなたの健康を損なう方法で使用されるべきではありません。栄養プランを始める前に、医師に相談し、そのプランがあなたに合ったものかご確認下さい。

著者からの挨拶

家族からの動機づけと協力なしには、本書の実現と成功はなかったでしょう。

高血圧を下げるレシピ 35:

7日間で血圧を下げる方法

ジョセフ　コレア著

Joseph Correa

公認スポーツ栄養士

目次

著者について

公認スポーツ栄養士やプロのスポーツ選手として、適切な栄養取得が、早く効率的に目標に達成させます。何年にもおいて私が健康でいられるのは、私の知識や経験のおかげで、家族や友達にもそれらの知識や経験を共用しています。健康な食事や水分の摂り方を知れば知るほど、自分の食生活や人生をより早く改善したいと思うでしょう。

体重管理をすることは、生活のあらゆる面を改善するのに重要となります。栄養素は健康で長生きする為の鍵となります。さぁ　今日から始めましょう。

はじめに

「高血圧を下げるレシピ 35 : 7 日間で血圧を下げる方法」は、生活改善の助けとなり、あなたが今まで食べれなかったものが食べれるようになります。これらのレシピは、種類豊富で、食材も様々なものを使っているので、食事を楽しいものにします。

忙しすぎて正しい食事が摂れないという問題を抱えることがありますが、だからこそ、この本は時間を節約しながら、到達したい目標を達成できるよう体に栄養素を与えることを可能にするのです。また、食事を自分でつくる、または誰かに作ってもらうことで、自分が何を食べているのか知りましょう。

この本によって：

―血圧を下げることができる

―生活を改善できる

―好きな食事を楽しめる

―日々ヘルシーな生活ができる

―消化器官の働きを改善できる

ジョセフ　コレアは公認スポーツ栄養士であり、プロのスポーツ選手です。

高血圧とは？

血圧とは動脈の壁に対する血液の圧力です。通常の環境では、血圧は 1 日のうちにあがったり下がったりします。しかし、常に上昇している状態である場合、高血圧と呼びます。

高血圧の医学用語は "ハイパーテンション" です。血圧が 140/90 mmHg 以上になると、ハイパーテンションと呼ばれ、120/80 mmHg と 139/89 mmHg の間の場合、ハイパーテンション前症となり、何も対処をしないと、すぐに高血圧となります。年齢（男性なら 55 歳以上、女性なら 65 歳以上）や、早い段階の心臓疾等の危険要因は、管理が難しくなります。危険要因の中で管理ができるものは、血圧の上昇、糖尿病、体重、運動、コレステロール値、喫煙で、これらは、薬や生活スタイルの改善で効果が表れるでしょう。

高血圧をどう管理できるか?

高血圧は、アテローム性動脈硬化や、心臓疾患、梗塞、腎臓疾患、失明に結びつくので、適した薬や生活スタイルの改善で、効率的に管理するのが必須となります。

ふさわしい食生活は、高血圧の管理に重要となります。そうすることによって、健康なレベルまで体重を減らすこと、体が要するミネラルやビタミンを取得すること、血圧を下げることが可能となります。

では、何を食べればいいのでしょう？ 飽和脂質やコレステロールが低く含まれた食事が最優先となります。鮭などの魚や、ナッツ、オリーブオイルからのヘルシーな脂質をとりましょう。食事に全粒小麦、鶏肉、魚、ナッツ、低脂肪の乳製品を含むようにし、糖分を含んだ飲料、菓子、高脂質の肉は避けるようにしましょう。

ヘルシーな食生活に大事なのは、塩分やナトリウム値が低い食事を選ぶことです。ナトリウムをあまり使用しないことが、血圧をヘルシーなレベルに保つ鍵となります。もし薬で血圧を管理している人であれば、食卓塩の1日の最高摂取量は6グラム（小さじ1杯程度）となります。完全に食事から塩分をカットしないでも良いですが、できるだけ控えめにし、

スパイスやハーブなどで、食事の味付けをしましょう。

今から紹介するレシピを試して、血圧を管理しましょう。

食事カレンダー

第 1 週:

1 日目:

レモンとブルーベリーのパンケーキ

スナック：スムージー

チキンのロースト、ローズマリー風味

スナック：ポップコーン　1 カップ

レンティルダルとなすび

2 日目：

フェタチーズとセミドライトマトのオムレツ

スナック：トレイルミックス

ビーフシチュー

スナック：ブルーベリーヨーグルト

スパイシースパゲッティ

3 日目：

バナナブレッド

スナック：アボカドトースト

チキンラタトゥイユ

スナック：アップルクリスプ

サヤインゲンとコーンのケーキ

4 日目：

アボカドとターキーのトースト

スナック：エネルギーナゲッツ

ミネストローネ

スナック：アスパラガスのグリル

洋ナシとブルーチーズのサラダ

5 日目：

グラノーラバー

スナック：豆乳のスムージー

チキンカレーとピーナツバター

スナック：シナモンオレンジ

ベジタブルタジーン

6 日目：

アスパラガスと半熟卵

スナック：ドライアプリコットバー

サーモンと玄米のサラダ

スナック：リンゴとピーナツバター

スパイシーキノア

7日目：

ブレックファーストスムージー

スナック：ひよこ豆のロースト

ビーフコブラー

スナック：ギリシャヨーグルトの苺和え

リゾットのローズマリー風味

第 2 週：

1 日目：

野菜のベイクドエッグ

スナック：ポップコーン　1 カップ

鰯のスパゲッティ

スナック：スムージー

グレープフルーツサラダ

2 日目：

クリーミーポリッジ

スナック：ブルーベリーヨーグルト

スズキの蒸したもの、キャベツ添え

スナック：トレイルミックス

ほうれん草と豆腐のカネロニ

3 日目：

マスタードマッシュルームのトースト

スナック：アップルクリスプ

チキンサラダ

スナック：アボカドトースト

ベークドポレンタ

4日目：

フルーツのマフィン

スナック：アスパラガスのグリル

サーモンとほうれん草

スナック：エネルギーナゲッツ

かぼちゃとレンティルのサラダ

5日目：

フェタチーズとセミドライトマトのオムレツ

スナック：シナモンオレンジ

ツナサラダ

スナック：豆乳のスムージー

ベジタブルパイ

6日目：

レモンとブルーベリーのパンケーキ

スナック：リンゴとピーナツバター

ビーフシチュー

スナック：ドライアプリコットバー

スパイシースパゲティ

7日目：

アボカドとターキーのトースト

スナック：ギリシャヨーグルトの苺和え

チキンのロースト、ローズマリー風味

スナック：ひよこ豆のロースト

サヤインゲンとコーンのケーキ

第 3 週：

1 日目：

バナナブレッド

スナック：スムージー

チキンサラダ

スナック：トレイルミックス

グレープフルーツサラダ

2 日目：

アスパラガスと半熟卵

スナック：ポップコーン　1 カップ

ミネストローネ

スナック：ブルーベリーヨーグルト

レンティルダルとなすび

3 日目：

グラノーラバー

スナック：アップルクリスプ

チキンラタトゥイユ

スナック：アスパラガスのグリル

洋ナシとブルーチーズのサラダ

4 日目：

野菜のベークドエッグ

スナック：アボカドトースト

サーモンと玄米のサラダ

スナック：エネルギーナゲッツ

ベジタブルタジーン

5 日目：

ブレックファーストスムージー

スナック：シナモンオレンジ

チキンカレーとピーナツバター

スナック：ドライアプリコットバー

スパイシーキノア

6 日目：

マスタードマッシュルームのトースト

スナック：豆乳のスムージー

鰯のスパゲッティ

スナック：リンゴとピーナツバター

ベークドポレンタ

7日目：

クリーミーポリッジ

スナック：ギリシャヨーグルトの苺和え

ビーフコブラー

スナック：ポップコーン　1 カップ

グレープフルーツサラダ

第 4 週：

1 日目：

フルーツのマフィン

スナック：ひよこ豆のロースト

チキンサラダ

スナック：スムージー

リゾットのローズマリー風味

2 日目：

フェタチーズとセミドライトマトのオムレツ

スナック：トレイルミックス

スズキの蒸したもの、キャベツ添え

スナック：ブルーベリーヨーグルト

かぼちゃとレンティルのサラダ

3 日目：

レモンとブルーベリーのパンケーキ

スナック：アボカドトースト

ツナサラダ

スナック：アップルクリスプ

ほうれん草と豆腐のカネロニ

4 日目：

アスパラガスと半熟卵

スナック：エネルギーナゲッツ

サーモンとほうれん草

スナック：アスパラガスのグリル

スパイシースパゲティ

5 日目：

バナナブレッド

スナック：シナモンオレンジ

チキンのロースト、ローズマリー風味

スナック：リンゴとピーナツバター

ベジタブルタジーン

6 日目：

アボカドとターキーのトースト

スナック：豆乳のスムージー

サーモンと玄米のサラダ

スナック：ドライアプリコットバー

ベークドポレンタ

7日目：

クリーミーポリッジ

スナック：ポップコーン　1 カップ

ビーフシチュー

スナック：ブルーベリーヨーグルト

洋ナシとブルーチーズのサラダ

1ヶ月が 30 日の場合の、エクストラの 2 日分

1 日目：

野菜のベークドエッグ

スナック：ひよこ豆のロースト

スズキの蒸したもの、キャベツ添え

スナック：ギリシャヨーグルトの苺和え

ベジタブルパイ

2 日目：

ブレックファーストスムージー

スナック：アスパラガスのグリル

チキンサラダ

スナック：リンゴとピーナツバター

スパイシーキノア

レシピ 35

朝食

1.　　レモンとブルーベリーのパンケーキ

1 日の始まりにパンチを与える作り立てのパンケーキ はいかがでしょう。ブルーベリーの風味に低脂肪ヨ ーグルトとシナモン 1 つまみで味を際立てましょう。

材料（パンケーキ 7 枚）：

全粒小麦 100g

牛乳 100ml

卵　小 1 個

ブルーベリー40g

レモン½個　からの皮

クリームオブタータ　小さじ　½杯

重炭酸塩ソーダ　小さじ¼杯

ゴールデンシロップ　小さじ½杯

バター

下準備時間：10 分

調理時間：10 分

作り方：

小麦粉、クリームオブタータ、重炭酸塩ソーダをフォークで混ぜ合わせます。ゴールデンシロップ、レモンの皮、ブルーベリーを加えあえます。

ミルクをカップに入れ、卵を割りいれてフォークでよく混ぜます。それを少しずつ小麦粉のミックスに加え、ゴムべらでよく混ぜ合わせます。生地が濃く滑らかになるまで、ミルクを混ぜいれます。

フライパンにバターを少し溶かし、大さじ 1 杯ずつ生地を落とします。表面に泡がみえてきたら、へらで裏返します。きつね色になるまで焼きます。生地がなくなるまで、出来上がったパンケーキは温めておき、全て焼きあがったらいただきます。

栄養素（パンケーキ 1 枚）：69kcal, たんぱく質 2g, 炭水化物 12g（　食物繊維 1g , 糖質 2g), 脂質 1g (飽和脂質 1g), 塩分 0.1g

2.　　マスタードマッシュルームのトースト

このベジタリアンの 1 品はわずか 10 分で出来、ビタミン C などの栄養素が豊富に含まれ、マスタード風味のクリームチーズソースが美味しさを際立たせます。

材料（2 人前）：

フラットマッシュルーム小　6 つかみ、スライス

ライトクリームチーズ　大さじ 3 杯

無脂肪牛乳　大さじ 4 杯

菜種油　大さじ 2 杯

アサツキ　大さじ 2 杯、切ったもの

粒マスタード　大さじ½ 杯

全粒小麦のパン、2 スライス

絞りたてオレンジジュース 300ml

下準備時間：5 分

調理時間：5 分

作り方：

パンをトーストし、クリームチーズを少し塗ります。

テフロン加工のフライパンに油をひき、マッシュルームをいためます。マッシュルームが柔らかくなったら、牛乳、マスタード、残りのクリームチーズを加え、混ぜます。

それをトーストの上にのせ、アサツキをトッピングにし、オレンジジュースとともにいただきます。

栄養素（1 人前）：231kcal, たんぱく質 13g, 炭水化物 28g (食物繊維 4g ,炭水化物 16g), 脂質 7g (飽和脂質 2g), 塩分 0.1g, カルシウム 10% , 鉄分 10% , マグネシウム 12% , ビタミン C 140% , ビタミン E 14% , ビタミン K 17% , ビタミン B1 24% ,ビタミン B2 63% , ビタミン B3 49% , ビタミン B6 18%, ビタミン B9 20%

3.　バナナブレッド

低脂肪で、エネルギーをつくる炭水化物が豊富なこのバナナブレッドは、朝食に最適です。グラス 1 杯のミルクを添えて、骨を強化するカルシウムも一緒に摂取しましょう。

材料（10 スライス）：

ベーキングパウダー入りの小麦粉 100g

全粒小麦粉 140g

熟れたバナナ 300g、つぶしたもの

卵　大 3 個、溶いたもの

低脂肪ヨーグルト 150g

アガベシロップ　大さじ 4 杯

ベーキングパウダー　小さじ 1 杯

重炭酸ソーダ　小さじ 1 杯

塩　1 つまみ

型用に低脂肪スプレッド

下準備時間：20 分

調理時間：1 時間 15 分

作り方：

オーブンを 140℃（ガス　3）に温めます。型に油を塗り、パーチメントシートを敷きます。（パーチメントシートが型から 2cm でるように敷きます）

小麦粉、ベーキングパウダー、重炭酸ソーダ、塩 1 つまみを大きなボウルで混ぜます。

バナナ、卵、ヨーグルト、シロップを混ぜ、さきほどの粉のミックスに混ぜいれます。生地をそっと型に流し込みます。フォークをさして生地がついてこなくなるまでか、1 時間 15 分ほどオーブンで焼きます。

バナナブレッドをスライスし、温めてか、室温でいただきます。

栄養素（1 スライス）：145kcal,　たんぱく質 6g, 炭水化物 24g　（食物繊維 3g , 糖質 9g),　脂質 2g (　飽和脂質 1g),塩分 0.6g , ビタミン B1　11% , ビタミン B9 13%

4.　アスパラガスと半熟卵

お腹を満足させるたんぱく質が多く含まれ、飽和脂質が低く、ビタミン K が豊富な手軽な朝食です。全粒小麦のトーストと一緒にいただき、エネルギーみなぎる 1 品にしましょう。

材料（2 人前）：

卵　2 個

アスパラガス　10 本

細かいパン粉 25g

オリーブオイル　小さじ 1 杯

チリ　1 つまみ

パプリカ　1 つまみ

海水塩　1 つまみ

下準備時間：10 分

調理時間：10 分

作り方：

テフロン加工のフライパンに油を熱し、パン粉を入れ、きつね色にからっとなるまで炒めます。海水塩とスパイスで味をつけ、火からおろし、冷まします。

大きめの鍋に湯を沸かし、アスパラガスを柔らかくなるまで茹でます。同時に、卵を 4 分ほど茹でます。

お皿にゆで卵入れをおき、それぞれのゆで卵を入れ、アスパラガスをとりわけ、炒めたパン粉をふりかけ、いただきます。

栄養素（1 人前）：186kcal, たんぱく質 12g , 炭水化物 12g (食物繊維 2g , 糖質 3g), 脂質 10g (飽和脂質 2g),塩分 0.75g , 鉄分 18% , ビタミン A　14% , ビタミン K　41% , ビタミン B1　28% , ビタミン B2　20%, ビタミン B3　15% , ビタミン B9　18%, ビタミン B12 10%

5.　　ブレックファーストスムージー

エネルギーを高め、ビタミンを豊富に摂取したいなら、フルーツスムージーを朝に飲みましょう。マンゴーとパッションフルーツの組み合わせは、エキゾチックでそれぞれの味わいを引き立てます。

材料（2人前）：

バナナ　1本、細かくカットしたもの

マンゴー　1個、細かくカットしたもの

パッションフルーツ　3個

オレンジジュース 300ml

氷

下準備時間：5分

調理時間：なし

作り方：

パッションフルーツの果肉をすくい、マンゴー、オレンジジュース、バナナとともにミキサーに入れ、

滑らかになるまでミキサーにかけます。2 つのグラスに均等に注ぎ、氷を乗せてすぐにいただきます。

栄養素（1 人前）： 175kcal, たんぱく質 3g, 炭水化物 39g (食物繊維 4g , 糖質 30g),塩分 0.05g, マグネシウム 12%, ビタミン C　30% , ビタミン B1　14% , ビタミン B2　10% , ビタミン B6　22% , ビタミン B9　20%

6.　　グラノーラバー

あわただしい朝に、仕事の前の元気づけの一口が欲しいときは、グラノーラバーはいかがでしょう。炭水化物が 30g なので、必要なエネルギーは摂れ、ナッツ、フルーツ、シードの組み合わせで、味覚も満足するでしょう。

材料（6 バー）：

ポリッジオート 100g

バター50g、焦げ付き防止用に少々

ひまわりの種 50g

ウォールナッツ 25g、砕いたもの

ごま 25g

ドライクランベリー50g

ライト黒砂糖 50g

はちみつ　大さじ 1 ½ 杯

シナモン　小さじ½ 杯

下準備時間：15 分

調理時間：35 分

作り方：

オーブンを 140℃（ガス　3）に温めます。型にバターを塗り、パーチメントペーパーを底面にしきます。

ポリッジオート、ナッツ、ごまをオーブンシートで混ぜ、5 分ほどオーブンで焼きます。

鍋でバター、砂糖、はちみつを温め、バターが溶けるまで混ぜます。さきほど焼いたオートなどのミックス、ドライクランベリー、シナモンを加え、オートになじむまで混ぜます。型に流し込み、上から軽く押し固め、30 分オーブンで焼きます。

型で冷まし、その後 6 等分にカットして、いただきます。

栄養素（1 バー）：294kcal, 炭水化物 30g (食物繊維 3g , 糖質 17g), 脂質 17g (飽和脂質 6g), 塩分 0.15g, 鉄分 10% , ビタミン E　15%, ビタミン B1　15%

7.　野菜のベークドエッグ

ほうれん草はビタミン K が豊富に含まれていることで知られており、卵とトマトと一緒にとると朝食として最適です。辛味を足したい場合はチリフレークを使いましょう。

堅焼きパン

材料（2 人前）：

卵　2 個

トマト 200g、細かく刻んだもの

ほうれん草 50g

チリフレーク　小さじ½ 杯

下準備時間：5 分

調理時間：15 分

作り方：

オーブンを 180℃（ガス　6）に温めます。ほうれん草をしなっとさせ、水気をきり、2 つの小さめの耐熱皿に取り分けます。

トマトとチリフレークを混ぜ、お好みでエクストラ
の味付けをし、耐熱皿に加えます。それぞれ、真ん
中に少しくぼみをもたせ、そこに卵を割りいれます。
15 分オーブンで焼いて、いただきます。

栄養素（1 人前）： 114kcal, たんぱく質 9g, 炭水化物
3g（ 食物繊維 2g, 糖質 1g), 脂質 7g（ 飽和脂質 2g),
塩分 0.45g、 ビタミン A 71%, ビタミン C 33%, ビタ
ミン K 150%, ビタミン B2 15%, ビタミン B9 21%

8.　クリーミーポリッジ

寒い朝は、このクリーミーポリッジで温まりましょう。スパイスを効かすために、バニラエクストラクトをシナモンに代えて、リンゴ味を際立たせるのも良いでしょう。

材料（3 人前）；

ポリッジオート　100g

クランベリー生　100g

全乳　500ml

リンゴ　1 ½ 個、角切り

ブラウンシュガー　小さじ 2 ½ 杯

バニラエクストラクト　小さじ½ 杯

下準備時間：5 分

調理時間：15 分

作り方：

鍋に 50ml の水を入れ、リンゴが少し柔らかくなるまで煮ます。火を強め、クランベリーと砂糖半分を加え、とろっとするまで煮込みます。

鍋にオート、牛乳、バニラ、そして残りの砂糖を入れます。かき混ぜながら、沸騰させ、滑らかになるまで 5 分煮込みます。3 つのボウルにとりわけ、さきほどのフルーツのミックスをそれぞれの上にトッピングし、いただきます。

栄養素（1 人前）： 359kcal, たんぱく質 12g, 炭水化物 53g (食物繊維 5g, 糖質 34g), 脂質 9g (飽和脂質 5g), 塩分 0.2g,　カルシウム 21%, マグネシウム 16%, ビタミン C　13%, ビタミン B1　23%, ビタミン B2　22%, ビタミン B12　12%

9.　　フルーツのマフィン

これらのマフィンは新鮮なフルーツとドライフルーツの素晴らしい組み合わせでできており、風味を損なうことなく 2 週間冷凍庫で保存することができます。アーモンドミルクといただくことで、ナッティーな味わいを楽しめます。

材料（マフィン 6 個）：

全粒小麦 110g

卵　大 1 個

溶かしバター25g

無脂肪牛乳　90ml

ベーキングパウダー　小さじ 1 杯

はちみつ 50 ml

ドライアプリコット　70g、細かく刻んだもの

レーズン　70g

ドライクランベリー40g

ブルーベリー生　70g

シナモン　小さじ½ 杯

オレンジの皮　小さじ½杯、刻んだもの

下準備時間：10 分

調理時間：25 分

作り方：

オーブンを 200℃　（ガス　6）に温めます。マフィン型（6 個分）に軽くバターを塗ります。

ボウルに小麦粉とベーキングパウダーを入れます。もう 1 つのボウルに、軽く溶いた卵を溶かしバター、はちみつ、ミルクに混ぜ合わせます。小麦粉を加え、きるように混ぜ合わせます。マフィン型に生地を流しいれ、マフィンがふくらみきつね色になるまで、20－25 分ほど　オーブンで焼きます。

数分　冷ましてから、いただきます。

栄養素（マフィン 1 個）：243kcal, たんぱく質 5g, 炭水化物 41g(　食物繊維 2g, 糖質 10g),　脂質 8g (飽和脂質 3g), 塩分 0.6g,　ビタミン A 13%, ビタミン B1 11%, ビタミン B9　10%

10.　アボカドとターキーのトースト

アボカドを含んだ 1 品は朝食に欠かせません。ヘルシーな脂質のアボカドと、たんぱく質豊富なターキーを、パリっ　フワッとしたチバッタブレッドといただきましょう。

材料（2 人前）:

アボカド　中 1 個、半分にきり、種を除く

チバッタブレッド　小 2 個

ターキーベーコンのスライス 100g

ライム½ 個からのジュース

下準備時間：10 分

調理時間：5 分

作り方：

アボカドを皮から取り除き、ボウルにいれ、ライムジュースを加え、味付けし、フォークでつぶします。

チバッタブレッドをトーストし、潰したアボカドを塗り、上にターキーをのせ、いただきます。

栄養素（1 人前）： 208kcal, たんぱく質 15g, 炭水化物 12g (食物繊維 2g, 糖質 1g), 脂質 11g (飽和脂質 2g), 塩分 1.3g,　ビタミン C　16%, ビタミン E　10%, ビタミン K　26%, ビタミン B6　13%, ビタミン B9　20%

11.　フェタチーズとセミドライトマトのオムレツ

手軽で簡単、低カロリーの 1 品で、効率の良い 1 日になるでしょう。味に一工夫加えたい場合は、オリーブオイルとイタリアンハーブに漬け込んだトマトを使うと良いでしょう。

材料（2 人前）：

卵　4 個、軽く溶いたもの

フェタチーズ 50g 、崩したもの

セミドライトマト　8 個、粗く切ったもの

オリーブオイル　大さじ 1 杯

ミックスサラダ、サイド用に

下準備時間：5 分

調理時間：5 分

作り方：

オイルを小さめのテフロン加工のフライパンで熱し、卵を入れ、木のスプーンでかき混ぜながら調理します。卵が少し固まってきたくらいで、トマトとフェ

タチーズを加え、卵をオムレツのように半分におります。1分火をとおし、お皿に盛り付けます。半分に切り、2皿にとりわけ、ミックスサラダを添えていただきます。

栄養素（1人前）：300kcal, たんぱく質 18g, 脂質 20g（　飽和脂質 7g), 炭水化物 5g (　食物繊維 1g, 糖質 4g), 塩分 1.8g, カルシウム 15%, ビタミン D　22%, ビタミン A　20%, ビタミン C　15%, ビタミン B12　25%

ランチ

12.　　チキンのロースト、ローズマリー風味

タンパク値が高く、美味しい 1 品で、ビタミンとミネラルが豊富なレモン風味のソースがしみこんだポテトを添えて。

材料（2 人前）：

鶏もも肉　4 個

新じゃがいも 250g、半分にきったもの

アスパラガス　1 束、固い根の部分をカットしたもの

にんにく½ 個, 1 片 1 片をはずしたもの

レモン½ 個

オリーブオイル　小さじ 1 杯

ローズマリーの枝、1 つかみ

塩　1 つまみ

こしょう

下準備時間：10 分

調理時間：45 分

作り方：

オーブンを 180℃ （ガス 6）に温めます。大きめの
ローストパンにじゃがいも、アスパラガス、にんに
く、油を入れ、シーズニングをします。全体にレモ
ン汁をかけ、残ったレモンを細かくカットし、加え
ます。全てを混ぜ、ホイルでカバーし、オーブンで
15 分ほど焼きます。

ホイルを外し、塩 1 つまみとたくさんのこしょうで
味付けをした鶏もも肉を加え、さらに 30 分オーブン
で焼きます。鶏がからっと焼きあがり、中まで火が
通っていて、じゃがいもも柔らかくなっているよう
でしたら、2 皿にとりわけ、いただきます。

栄養素（1 人前）：509kcal, たんぱく質 30g, 炭水化物
32g (食物繊維 6g , 糖質 5g), 脂質 24g (飽和脂質 6g), 塩
分 0.3g, 鉄分 14%, マグネシウム 14%, ビタミン A
48%, ビタミン K 25%, ビタミン B1 15%, ビタミン
B2 15%, ビタミン B3 34%, ビタミン B6 35%, ビタ
ミン B9 12%

13.　ビーフコブラー

ビタミン B12 が豊富なだけでなく、この牛ミンチで
つくる 1 品は低脂肪、高たんぱくで、午後に必要な
エネルギーをつくりだすだけでなく、夕食までお腹
を満たしてくれます。

材料（4 人前）：

脂身の少ない牛ミンチ 500g

チェスナットマッシュルーム 140g 、半分にカット

ビーフストック 500ml

たまねぎ　1 個、みじん切り

ベーキングパウダー入り小麦粉 140g

低脂肪ヨーグルト　大さじ 4 杯

小麦粉　大さじ 2 杯

冷凍のエンドウマメ 140g

タイム　大さじ 1 杯、切ったもの

ウスターソース　数滴

下準備時間：20 分

調理時間：50 分

作り方：

オーブンを 160℃（ガス　4）に温めます。

大きめのテフロン加工のフライパンを強火にかけ、ミンチを炒めます。よく混ぜながら、茶色になるまで焼きます。マッシュルーム、小麦粉を加え、ビーフストックとウスターソースも加えます。10 分ほど弱火で煮込みます。

ベーキングパウダー入りの小麦粉とタイムをボウルで混ぜます。ヨーグルトと、スコーン生地くらいの柔らかさになるのに十分な冷水を混ぜいれます。この生地を小麦粉をふった板で整えます。厚みは 1.5cm 程度、大きさは 12X5cm にします。

ミンチのミックスにエンドウマメを加え、オーブン皿に入れます。生地を上にかぶせ、生地がきつね色になり膨らむまで 25 分ほどオーブンで焼きます。

4 人前に分け、いただきます。

栄養素（1 人前）：349kcal, たんぱく質 35g, 炭水化物 38g （　食物繊維 4g , 糖質 5g）, 脂質 7g（　飽和脂質 3g）, 塩分 1g, 鉄分 31%, マグネシウム 13%, ビタミン A

15%, ビタミン C　11%, ビタミン K　12%, ビタミン B1 38%, ビタミン B2　38%, ビタミン B3　55%, ビタミン B6　30%, ビタミン B9　31%, ビタミン B12　48%

14.　サーモンとほうれん草

サーモンは、オメガ 3 脂肪酸を多く含むヘルシーなたんぱく質のため、メインコースには最適です。ほうれん草を添えて、味付けにはクレームフレッシュをたっぷり使い、ヘルシーなランチを楽しみましょう。

材料（2 人前）：

皮なしサーモンフィレ　2 枚

ほうれん草　250g

低脂肪クレームフレッシュ　大さじ 2 杯

ケーパー　小さじ 1 杯、水切り

オリーブオイル　小さじ 1 杯

レモン ½ 個からのレモン汁

パセリー　大さじ 2 杯、みじん切り

塩　1 つまみ

黒こしょう

下準備時間：5 分

調理時間：12 分

作り方：

フライパンに油を熱し、サーモンの両面に塩とこしょう少々で味付けをし、ほろっとくずれるようになるまで片面 4 分ずつ焼きます。皿にのせます。

ほうれん草を熱い鍋に入れ、蓋をし、しなっとなるまで 1 分火を加えます。ほうれん草をすくい、サーモンの上に盛り付けます。

鍋にクレームフレッシュを入れ、ゆっくり加熱し、レモン汁、ケーパー、パセリを加えます。沸騰させないようにしましょう。.それをサーモンとほうれん草の上にかけ、いただきます。

栄養素（1 人前）：321kcal, たんぱく質 32g, 炭水化物 6g (食物繊維 3g , 糖質 3g), 脂質 20g (飽和脂質 5g), 塩分 0.8g, カルシウム 14%, 鉄分 25%, マグネシウム 35%, ビタミン A 239%, ビタミン C 58%, ビタミン E 20%, ビタミン K 756%, ビタミン B1 24%, ビタミン B2 20%, ビタミン B3 61%, ビタミン B6 26%, ビタミン B12 80%

15.　チキンラタトゥイユ

このクラシックなチキンのレシピは、たんぱく質と色んな種類の野菜でできており、美味しさだけでなく、豊富なビタミンとミネラルを含みます。

材料（2人前）：

皮なし鶏胸肉　2枚

なすび　小½個、みじん切り

ズッキーニ　½本

たまねぎ　小1個、串切り

トマト　2個、半分にカット

赤ピーマン　1個、こま切り

オリーブオイル　大さじ2杯とトッピングに少々

ローズマリー　少々

塩　1つまみ

黒こしょう

下準備時間：25分

調理時間：35分

作り方：

オーブンを 200℃（ガス　6）に温めます。浅いロースティング板に野菜を並べます。オリーブオイルをふりかけ、手を使ってなじませます。

鶏胸肉を野菜の上にのせ、ローズマリーを加えます。塩とこしょうで味付けし、オイルを少々　鶏にかけます。35 分オーブンで焼き、いただきます。

栄養素（1 人前）：318kcal, たんぱく質 37g, 炭水化物 13g (　食物繊維 4g), 脂質 14g (　飽和脂質 2g)、　塩分 0.25g, 鉄分 11% , マグネシウム 20%, ビタミン A　60% , ビタミン C　177%, ビタミン E　20%, ビタミン K 33%, ビタミン B1　　16% , ビタミン B2　17%, ビタミン B3　77%, ビタミン B6 57%, ビタミン B9　24%

16.　ツナサラダ

温めても冷たいままでも美味しく、このツナサラダはお弁当に最適です。豊富なビタミン B12 で、美味しいだけでなく、免疫システムを向上させます。

材料（4 人前）：

ツナ缶水煮 160g　１缶、水切り

新じゃがいも　300g

冷凍大豆 175g

サヤ豆 175g、半分に切ったもの

アルグラ

ドレッシング用：

オリーブオイル　大さじ 2 杯

レッドワインビネガー　大さじ 1 杯

ハリッサペースト　小さじ 2 杯

下準備時間：10 分

調理時間：15 分

作り方：

じゃがいもを柔らかくなるまで煮ます。豆を加え、さらに 5 分煮ます。

ハリッサペーストとビネガーと調味料少々を小さなボウルで混ぜ、オイルを少し加え、ドレッシングにとろみをつけます。

じゃがいもをしっかり水切りし、ドレッシングの半分と混ぜあわせ、冷まします。

ツナをほぐし、じゃがいもと混ぜ合わせます。残りのドレッシングを加え、混ぜ合わせます。4 つのボウルにとりわけ、アルグラを添えていただきます。

栄養素（1 人前）： 211kcal, たんぱく質 15g, 炭水化物 19g (食物繊維 4g, 糖質 2g), 脂質 9g (飽和脂質 1g), 塩分 0.15g , カルシウム 11%, 鉄分 25%, マグネシウム 30%, ビタミン C 63%, ビタミン E 37%, ビタミン K 28% , ビタミン B1 21%, ビタミン B2 18%, ビタミン B3 64% , ビタミン B6 42%, ビタミン B9 72%, ビタミン B12 38%

17.　ビーフシチュー

この美味しいシチューを作るのに時間がかかりますが、リッチで味わい深くコクのあるシチューはそれだけの価値があります。たくさん作って、冷凍しておき、解凍して手軽なランチを楽しめます。

材料（4 人前）：

シチュー用牛肉 500g 、大き目の角切り

角切りトマトの缶詰　400g を 1 缶

たまねぎ　1 個、みじん切り

バタービーンの缶詰 200g 、水洗いし、水切り

スイートパプリカ　小さじ 1 杯

クミン　小さじ 1 杯

チリパウダー　小さじ 1 杯

ホワイト/レッドワインビネガー　大さじ 1 杯

上白糖　大さじ 1 杯

下準備時間：10 分

調理時間：3 時間

作り方：

オーブンを 140℃（ガス　3）に温めます。キャセロール皿に、牛肉、トマト、たまねぎ、ビネガー、砂糖、スパイスを混ぜ合わせます。蓋をして 2 ½ 時間オーブンで焼きます。オーブンから皿を取り出し、ビーンを混ぜ合わせ、さらに 30 分焼きます。もし水気が多いようなら、蓋を取って焼き、問題ないようなら蓋をして焼きましょう。肉が柔らかくなったらオーブンから取り出し、温かいうちにいただきましょう。

栄養素（1 人前）：341kcal, たんぱく質 42g, 炭水化物 18g (　食物繊維 4g, 糖質 11g), 脂質 12g (　飽和脂質 5g), 塩分 0.95g, 鉄分 23%, マグネシウム 14%, ビタミン C 24%, ビタミン B1　10%, ビタミン B2　11%, ビタミン B3　43%, ビタミン B6　40%, ビタミン B12　22%

18. スズキの蒸したもの、キャベツ添え

スズキはオメガ 3 脂肪酸が豊富な魚の 1 つです。キャベツを添えて、ビタミンをたくさん摂れるようにすると、スズキはランチに最適です。

材料（2 人前）：

スズキの切り身 2 枚

キャベツ　300g、千切り

赤唐辛子　1 本、種を除いてみじん切り

にんにく　2 片、薄くスライス

オリーブオイル　大さじ 2 杯

しょうが　小さじ 1 杯

ごま油　小さじ 1 杯

低塩醤油　小さじ 2 杯

塩　1 つまみ

下準備時間：10 分

調理時間：10 分

作り方：

しょうが、唐辛子、塩でスズキに下味をつけます。
キャベツを 5 分ほど蒸し、スズキをキャベツの上に
のせ、さらに 5 分蒸します。

小さめのフライパンに油を熱し、にんにくがきつね
色になるまで炒めます。

皿にスズキとキャベツを盛り付け、その上に醤油を
たらします。にんにく風味の油をかけ、いただきま
す。

栄養素（1 人前）：188kcal, たんぱく質 23g, 炭水化物
11g (食物繊維 4g, 糖質 7g), 脂質 8g (飽和脂質 1g), 塩分
0.8g, マグネシウム 16%, ビタミン C　92%, ビタミン K
147%, ビタミン B1　15%, ビタミン B2　12%, ビタミン
B3　11%, ビタミン B6　35%, ビタミン B9　13%

19.　ミネストローネ

パスタが入っていることでエネルギーが摂れ、15 分でできるスープはいかがでしょう。ペストとパルメザンをトッピングにのせ、味わいだけでなく見た目もきれいな、また食べたくなる 1 品です。

材料（2 人前）：

ベジタブルストック　500ml

全粒小麦細めスパゲッティー50g 、短くカット

冷凍ミックスベジタブル 180g

角切りトマト缶詰　1 缶 200g

ペスト　大さじ 2 杯

ベジタリアン用パルメザン風チーズ、薄く削ってトッピング用

下準備時間：5 分

調理時間：10 分

作り方：

ベジタブルストックにトマトを入れ、沸騰させ、ス
パゲッティーを加えて、茹でます。

スパゲッティーが茹で上がる数分前に、野菜を加え
沸騰させ、火を弱めて、全てに火が通るまで煮ます。

ペストとパルメザンチーズをかけ、いただきます。

栄養素（1 人前）：200kcal, たんぱく質 8g , 炭水化物
30g (食物繊維 6g, 糖質 8g), 脂質 5g, 塩分 0.55g, 鉄分
12%, マグネシウム 11%, ビタミン A　81%, ビタミン C
18%

20. チキンサラダ

このチキンサラダは手軽にできて、お弁当につめ、持っていけるランチの良い 1 例です。野菜、チキン、魚油、砂糖の組み合わせはあなたの味覚を掻き立てるでしょう。

材料（2 人前）:

皮なし鶏胸肉　2 枚

赤たまねぎ½ 個、　薄くスライス

きゅうり　½ 本、スライス

ミックスサラダ 200g

魚油　大さじ 2 杯

上白糖　大さじ 1 杯

唐辛子　1 本、種を除いて細くスライス

ライム 1 個からのジュースと皮

コリアンダー　1 つかみ、粗く切ったもの

下準備時間：10 分

調理時間：15 分

作り方：

鶏肉を冷水に浸し、沸騰させ、10 分茹でます。中まで火が通ったら、食べやすい大きさに裂きます。

魚油、砂糖、ライムジュース、皮を砂糖が溶けるまで混ぜます。

サラダとコリアンダーを 2 皿にとりわけ、鶏肉、たまねぎ、唐辛子、きゅうりをのせ、ドレッシングと混ぜ合わせ、いただきます。

栄養素（1 人前）：218kcal, たんぱく質 38g, 炭水化物 12g (　食物繊維 10g , 糖質 3g), 脂質 2g, 鉄分 11%, マグネシウム 14%, ビタミン A ビタミン C　49%, 39%, ビタミン K　232%, ビタミン B1　12%, ビタミン B2 12%, ビタミン B3 68%, ビタミン B6　38%, ビタミン B9 13%

21.　鰯のスパゲッティ

鰯は美味しいだけでなく、ビタミン B12 が豊富に含まれています。スパゲッティーと一緒に、にんにく風味のトマトソースをかけていただけば、ビタミン、たんぱく質、エネルギーを作り出す炭水化物のバランスが取れた 1 品となります。

材料（2 人前）：

全粒小麦スパゲッティー200g

皮なし、骨ぬき鰯のトマト煮缶詰 95g

みじん切りトマトの缶詰 100g　1 缶

種無しブラックオリーブ 50g 、粗く切ったもの

にんにく　1 片、つぶしたもの

ケーパー　小さじ 1 杯、水きり

オリーブオイル　小さじ 1 杯

チリフレーク　1 つまみ

パセリ　1 つかみ、みじん切り

下準備時間：5 分

調理時間：15 分

作り方：

箱のインストラクションに従って、スパゲッティーを茹でます。

鍋に油を熱し、にんにくを 1 分炒めます。鰯、トマト、チリフレークを加え、スプーンで少し崩します。2−3 分加熱し、ケーパー、オリーブ、パセリのほとんどを加え、よく混ぜます。

パスタを水切りし、大さじ 1，2 杯の茹で水を残しておきます。パスタをソースに加え、よく混ぜ、もしソースが濃すぎるようでしたら、先ほどとっておいた茹で水を加えて混ぜます。ボウル 2 つにとりわけ、残りのパセリをトッピングにしていただきます。

栄養素（1 人前）：495kcal, たんぱく質 21g, 炭水化物 77g (食物繊維 5g, 糖質 5g), 脂質 14g (飽和脂質 2g), 塩分 1.1g, カルシウム 15%, 鉄分 18% , マグネシウム 18%, ビタミン D　58%, ビタミン B2　12%, ビタミン B3 21%, ビタミン B6　10%, ビタミン B12　70%

22.　チキンカレーとピーナツバター

このチキンカレーはビタミン B3 と、良い質のたんぱく質が含まれています。必要であれば、ピーナツバターソースと良く合う玄米を添えて炭水化物を摂りましょう。

材料（2 人前）：

皮なし鶏胸肉　2 枚、角切り

ギリシャ風ヨーグルト　100g

チキンストック 75ml

ピーナツバター　大さじ 2 ½ 杯

赤唐辛子　小 1 本、種を除く

にんにく小 1 片

指くらいの大きさのしょうが　¼ 個、粗くみじん切り

オリーブオイル　大さじ 1 杯

コリアンダー　1 束、茎を粗くみじん切り

下準備時間：5 分

調理時間：15 分

作り方：

赤唐辛子の 1/3 本を薄くスライスし、残りはにんにく、コリアンダーの茎、1/3 の葉、しょうがとフードプロセッサーにかけます。必要なら水を数滴加え、ペースト状にします。

鍋に油を熱し、鶏肉を 1 分ほど焼き、焦げ目をつけます。ペーストを混ぜいれて 1 分ほど加熱し、ヨーグルト、ストック、ピーナツバターを加えます。鶏肉に十分火が入り、ソースがとろっとするまで、10 分ほど煮込みます。栄養素（1 人前）：358kcal, たんぱく質 43g, 炭水化物 4g (食物繊維 1g, 糖質 3g), 脂質 19g (飽和脂質 6g), 塩分 0.7g, マグネシウム 14%, ビタミン B3　76%, ビタミン B6　36%

23.　サーモンと玄米のサラダ

脂身の少ないたんぱく質、心臓に良い脂質、ゆっくり消化される炭水化物という理想の組み合わせの1品です。サーモンと玄米のサラダはビタミン豊富で、オリエンタルな醤油ベースの味付けになっています。

材料（2人前）：

皮なしサーモン　切り身　1枚

ブラウンバスマティ米 100g

冷凍大豆 100g 、解凍

低塩醤油　大さじ2杯

きゅうり　1本、角切り

赤唐辛子　½本、角切り

ライム½個からとれるジュースと皮

新たまねぎ　1つかみ、スライス

コリアンダー　1つかみ、粗くきったもの

下準備時間：15分

調理時間：25分

作り方：

パッケージのインストラクションに従って、米を調理し、出来上がる 3 分前に大豆を加えます。水気を切り、冷たい水をかけ流して冷まします。

皿にサーモンをのせ、電子レンジを強で大体 3 分くらい、火を通します。サーモンの身をほぐし、たまねぎ、きゅうり、コリアンダー、ライス、豆と混ぜます。

ライムジュース、皮、醤油、赤唐辛子をボウルに混ぜ、先ほどの上にかけ、いただきます。

栄養素（1 人前）：497kcal, たんぱく質 34g, 炭水化物 61g (食物繊維 5g, 糖質 6 g), 脂質 15g (飽和脂質 3g), 塩分 1.5g, カルシウム 10%, 鉄分 19%, マグネシウム 31%, ビタミン A　14%, ビタミン C　24%, ビタミン K 146%, ビタミン B1　32%, ビタミン B2　16%, ビタミン B3　63%, ビタミン B6　22%, ビタミン B9 49%, ビタミン B12　80%

ディナー

24.　レンティルダルとなすび

食物繊維とビタミンが多く含まれるこのレンティルダルは、野菜をインドのスパイスと組み合わせたシンプルでオリジナルな 1 品です。

材料（2 人前）：

レンティル 100g 、　水洗いしたもの

なすび　中 1 本、2cm 隔にスライス

たまねぎ　中 1 個、薄くスライス

にんにく　1 片、みじん切り

生姜　3 cm、すりおろし

タマリンドペースト　大さじ 1 杯

オリーブオイル　大さじ 2 杯

ターメリック　小さじ 1 杯

カレーパウダー　小さじ 1 杯

塩　小さじ¼ 杯

黒こしょう　1 つまみ

下準備時間：10 分

調理時間：25 分

作り方：

レンティル、タマリンドペースト、ターメリックに 500ml の水を加えます。塩を少々加え、沸騰させ、表面に浮かんだ泡を取り除きながら、柔らかくなるまで煮ます。

大さじ 1 杯のオリーブオイルを熱し、たまねぎ、生姜、にんにくをきつね色になるまで炒めます。カレーパウダーを加え、さらに 2 分炒めます。さきほどのレンティルのミックスを加え、さらに 10 分調理します。

グリドルパンを熱します。大さじ 1 杯のオリーブオイルをなすびのスライスに塗り、こしょうと残りの塩で味付けします。片面 2 分ずつ焦げ目がつくまで焼きます。

レンティルのミックスを更に盛り付け、グリルしたなすびを上にのせ、いただきます。

栄養素（1 人前）：325kcal たんぱく質 15g, 炭水化物 41g (食物繊維 7g , 糖質 10g), 脂質 13g (飽和脂質 1g),

塩分 0.75g, 鉄分 24% , マグネシウム 25%, ビタミン E 14%, ビタミン K 23% , ビタミン B1 36%, ビタミン B2 12%, ビタミン B3 14%, ビタミン B6 26%, ビタミン B9 75%

25.　スパイシースパゲティ

手軽につくれ、低脂肪の1品で、栄養価が高く、野菜が豊富に取れます。辛いのがお好みなら、赤唐辛子の種を残して、更なる辛さを楽しみましょう。

材料（4人前）：

全粒スパゲッティー　300g

チェスナットマッシュルーム　250g、薄くスライス

細切れトマトの缶詰　400gを1缶

にんにく　1片、うすくスライス

たまねぎ　中1個、みじん切り

セロリー　1本、みじん切り

赤唐辛子½本、種を除き、みじん切り

オリーブオイル　大さじ2杯

パセリの葉のみ　小さな束、みじん切り

塩　1つまみ

下準備時間：10分

調理時間：15分

作り方：

箱のインストラクションにしたがって、スパゲッティを茹で、水切りします。

鍋にオリーブオイル大さじ１杯を熱し、マッシュルームを加え、柔らかくなるまで３分炒めます。にんにくを加え、さらに１分いため、お皿にうつしパセリを加えます。

残りのオイルを熱し、セロリとたまねぎを加え、５分炒めます。トマト、唐辛子、塩少々を混ぜ、火を弱め、蓋をせずにソースがとろっとするまで１０分ほど煮込みます。

スパゲティーをソースに絡め、上にマッシュルームをトッピングし、いただきます。

栄養素（１人前）：346kcal, たんぱく質 12g, 炭水化物 62g（　食物繊維 5g ,　糖質 7g), 脂質 7g (飽和脂質 1g), 塩分 0.35g, 鉄分 22%, マグネシウム 15%, ビタミン C 19%, ビタミン E　10%, ビタミン K　12%, ビタミン B1 51% 、ビタミン B2　33%, ビタミン B3　40%, ビタミン B6　11%, ビタミン B9　49%

26.　ほうれん草と豆腐のカネロニ

この豆腐とほうれん草でつくる美味しい1品はベジタリアンにとって最適です。ビタミンとミネラルが豊富なだけでなく、おいしくヘルシーで、冷凍してもより美味しくいただけます。

材料（6人前）：

ラザニアシート 300g

絹ごし豆腐　350g

ほうれん草　400g

細切れトマトの缶詰　400g を 2 缶

にんにく　3片、みじん切り

たまねぎ　大1個、みじん切り

パインナッツ　50g、みじん切り

パン粉　大さじ4杯

オリーブオイル　大さじ2杯

ナツメグ　1つまみ

こしょう、味付けに

下準備時間：25 分

調理時間：1 時間

作り方：

オリーブオイルを鍋で熱し、たまねぎとにんにくを柔らかくなるまで炒めます。トマトと調味料を加え、沸騰させ、火を弱めてソースの水気が少なくなるまで、10 分ほど煮込みます。

残りのオイルを熱し、1/3 のにんにくを 1 分ほど炒め、ほうれん草、パインナッツを加え炒めます。ほうれん草がしなっとしたら、余分な水気を捨てます。

豆腐を滑らかになるまでハンドミキサーにかけ、ほうれん草、ナツメグ、胡椒を加えます。火から下ろし、少し冷まします。

オーブンを 200℃（ガス　6）で温めます。オーブン用皿にトマトソースを半分入れます。お皿にラザニアシートを広げ、ほうれん草をそれぞれの上にとりわけ、巻き、ソースの上にそれを並べます。残りのソースを上からかけ、30 分オーブンで焼きます。

パン粉をにんにくの残りとパインナッツと混ぜ、上にトッピングし、残りのオリーブオイルをふりかけ 、

きつね色になるまで 10 分焼きます。あたたかいうち
にいただきます。

栄養素（1 人前）：284kcal, たんぱく質 13g, 炭水化
物 30g (　食物繊維 4g, 糖質 6g), 脂質 13g (飽和脂質 2g),
塩分 0.65g, カルシウム 25%, 鉄分 30%, マグネシウム
29%, ビタミン A　129%, ビタミン C　52%, ビタミン E
19%, ビタミン K　417%, ビタミン B1　15%, ビタミン
B2　16%, ビタミン B3　13%, ビタミン B6　13%, ビタ
ミン B9　41%

27.　サヤインゲンとコーンのケーキ

新たまねぎ、サヤインゲン、スイートコーンで作る
ベジタリアンのフリタッタをお試し下さい。ライム
風味のクリーミーなアボカドとスイートなソースで、
あなたの味覚を楽しませます。

材料（2 人前）：

スイートコーンの粒 200g、ゆでて水切りしたもの

サヤインゲン　25g、みじん切り

ベーキングパウダー入り小麦 50g

アボカド　小 1 個、角切り

トラックルマンズ　チリジャム 125g

赤唐辛子½ 個、種を除き、細かく刻んだもの

卵　大 1 個、溶いたもの

新たまねぎ　2 個、　みじん切り

牛乳 40ml

ライム½ 個からのジュース

オリーブオイル　大さじ 1 杯

コリアンダーの葉　1 つかみ

塩　1 つまみ

黒こしょう　1 つまみ

下準備時間：10 分

調理時間：10 分

作り方：

卵、牛乳、スイートコーン、新たまねぎ、サヤインゲン、小麦、唐辛子の半量、コリアンダーの半量と味付け少々を大きなボウルで混ぜます。アボカドとコリアンダーの残り、唐辛子、ライムジュースを混ぜます。

テフロン加工のフライパンにオイルを温め、先ほどミックスしたコーンを、3 箇所に分けてそれぞれ間を保って、入れます。

片面がきつね色になったら、ひっくり返し、2 分焼きます。生地がなくなるまで繰り返します。先につくったアボカドサルサとチリジャムを添えて　暖かいうちにいただきます。

栄養素（1 人前）：353kcal, たんぱく質 9g, 炭水化物 35g (食物繊維 5g, 糖質 8g), 脂質 20g (飽和脂質 4g, 塩分 0.8g, 鉄分 13%, ビタミン C 17%, ビタミン K 21%, ビタミン B1 18%, ビタミン B2 16%, ビタミン B3 16%, ビタミン B6 13%, ビタミン B9 38%

28.　リゾットのローズマリー風味

アーティチョーク、トーストしたパインナッツ、豊
富な量のローズマリーを加えたリゾットでリッチな
味わいの夕飯を楽しみましょう。

材料（2人前）：

アルボリオリゾットライス 70g

アーティチョークの芯の瓶詰め 200g、水切りして、
半分にカット

赤たまねぎ　1個、串切りにスライス

赤ピーマン　1個、こま切り

白ワイン 75ml

塩分控えめベジタブルストック 400ml

トーストしたパインナッツ　大さじ1杯

パルメザンチーズ　大さじ1杯

オリーブオイル　小さじ1杯

ローズマリー　大さじ1杯

塩　1つまみ

下準備時間：15 分

調理時間：35 分

作り方：

中華なべに油を熱します。中火でたまねぎを柔らかくなるまで 6－7 分炒めます。ピーマンとローズマリーを加え、さらに 5 分炒めます。ライスを入れ、混ぜます。ワイン、ストックの半量を加え、沸騰させ、火を弱め、水分が蒸発するまで煮込みます。残りのストックを加え、沸騰させ、火を弱め、水分が蒸発するまで煮込みます。アーティチョークを加え、ライスが柔らかくなるまで煮込みます。

塩 1 つまみで味付けをし、パルメザンチーズ、半量のパインナッツを加え混ぜます。残りのパインナッツをトッピングに散らし、いただきます。

栄養素（1 人前）：299kcal, たんぱく質 9g, 炭水化物 44g (　食物繊維 4g,　糖質 9g), 脂質 10g (　飽和脂質 2g), 塩分 0.7g, マグネシウム 18%, ビタミン C　86%, ビタミン K　11%, ビタミン B1　15%, ビタミン B3　12%, ビタミン B6　20%

29.　洋ナシとブルーチーズのサラダ

ジューシーな洋ナシをグリルし、甘みと、こくのあるブルーチーズ、ハニービネガーの組み合わせが面白いサラダはいかがでしょう。アルグラを加えて、より多くのビタミン補給もよいでしょう。

材料（2 人前）：

熟れた固い洋ナシ　2 個、縦に 1cm 隔でスライス

ブルーチーズ 75g、崩したもの

オリーブオイル　大さじ 1 杯

はちみつ　小さじ 1 杯

ホワイトビネガー　小さじ 1 杯

ミックスサラダ 120g

下準備時間：10 分

調理時間：15 分

作り方：

洋ナシにオイルを振り掛けます。グリドルパンを熱し、片面 1 分ずつ洋ナシを焼き、お皿に冷まします。

残りのオイル、はちみつ、ビネガーを混ぜます。洋ナシをチーズとサラダと混ぜ、2皿に盛り付け、ドレッシングをかけ、いただきます。

栄養素（1人前）：259kcal, たんぱく質 8g, 炭水化物 24g（　食物繊維 5g , 糖質 19g), 脂質 17g (飽和脂質 8g), 塩分 1.2g, カルシウム 20%, ビタミン A　13%, ビタミン C　14%, ビタミン K　31%, ビタミン B2　11%, ビタミン B9　11%

30.　ベークドポレンタ

このミネラルとビタミン豊富なイタリア料理は栄養価が高く、美味しいです。ゴートチーズに。ブルーチーズ、パルメザンチーズ、チェシャーチーズを組み合わせてお好みの味を作り出しましょう。

材料（4 人前）：

インスタントポレンタ　500g

みじん切りトマトの缶詰　400g　２缶

外皮つきゴートチーズ、粗く塊に分ける

ほうれん草 300g

にんにく　3 片、みじん切り

オリーブオイル　大さじ 1 杯

塩　1 つまみ

下準備時間：20 分

調理時間：20 分

作り方：

オーブンを 220℃（ガス　7）に温め、やかんに水を沸かします。ボウルにトマト、にんにく、塩を混ぜ、オーブン皿に入れます。ほうれん草を熱湯でしなっとさせ、冷水ですすぎ、余分な水分を取り除きます。ほうれん草を粗く切り、トマトの上へ満遍なく散らします。

ポレンタをスライスし、ほうれん草の上に載せます。オイルを上にふりかけ、オーブンで 15 分ほど焼きます。チーズを上に散らし、更に 5 分焼きます。暖かいうちに頂きます。

栄養素（1 人前）：240kcal, たんぱく質 12g, 炭水化物 26g（　食物繊維 6g,　糖質 7g), 脂質 10g　(飽和脂質 5g), 塩分 1.6g, カルシウム 25%, 鉄分 110%, マグネシウム 23%, ビタミン A　169%, ビタミン C　61%, ビタミン E　18%, ビタミン K　462%, ビタミン B1　11%, ビタミン B2　28%, ビタミン B3　12%, ビタミン B6　1-%, ビタミン B9 39%

31. ベジタブルタジーン

ヒヨコマメ、ズッキーニ、サヤエンドウに大胆にスパイスと甘いレーズンの組み合わせで飾った野菜の1品で、ヘルシーで且つお腹を満足させます。

材料（2人前）：

ヒヨコマメの缶詰め 200g、水洗いし、水切り

ズッキーニ　大1個、こま切り

たまねぎ　1個、こま切り

トマト　1個、　こま切り

冷凍サヤエンドウ 150g

ベジタブルストック 200ml

レーズン　大さじ2杯

オリーブオイル　大さじ1杯

シナモン　小さじ¼杯

コリアンダー　小さじ¼杯

クミン　小さじ¼杯

コリアンダー、刻んだもの　トッピング用

下準備時間：10 分

調理時間 20 分

作り方：

鍋にオイルを熱し、たまねぎを柔らかくなるまで 5 分ほど炒めます。スパイス、トマト、ズッキーニ、ヒヨコマメ、レーズン、ベジタブルストックを加え、沸騰させます。蓋をし、10 分ほど煮て、サヤエンドウを加え、更に 5 分煮ます。コリアンダーをトッピングし、いただきます。

栄養素（1 人前）：246kcal, たんぱく質 12g, 炭水化物 36g (食物繊維 9g , 糖質 19g), 脂質 9g (飽和脂質 1g), 塩分 0.55g, 鉄分 13%, マグネシウム 21%, ビタミン K 44%, ビタミン B1 25%, ビタミン B2 22%, ビタミン B3 13%, ビタミン B6 52%, ビタミン B9 45%

32.　スパイシーキノア

フェタチーズとトーストしたアーモンドフレークで美味しく味付けされたキノアは、野菜たんぱく質のソースです。レモン風味の1品で、マグネシウムとビタミンを補給しましょう。

材料（2人前）：

キノア　150g、水洗いしたもの

フェタチーズ 50g、　細かく崩したもの

トーストアーモンドフレーク 25g

レモン　¼個からとれる　レモン汁

ターメリック　小さじ¼杯

コリアンダー　小さじ½杯

オリーブオイル　小さじ1杯

パセリー1つかみ、粗く刻んだもの

下準備時間：10分

調理時間：15分

作り方：

大きめの鍋にオイルを熱し、スパイスを加え、香り
が出るまで熱します。キノアを加え、はじける音が
聞こえるまで炒めます。300ml の熱湯を加え混ぜ、水
分が蒸発し、キノアの周りが白くなるまで、10 分ほ
ど煮ます。少し冷まし、他の食材を加え混ぜ、頂き
ます。

栄養素（1 人前）： 404kcal, たんぱく質 17g , 炭水化
物 44g (食物繊維 1g, 糖質 6 g), 脂質 19g(飽和脂質 4g),
塩分 0.7g , カルシウム 15% , 鉄分 19%, マグネシウム
37%, ビタミン E 11%, ビタミン B1 20% , ビタミン
B2 37%, ビタミン B6 23% , ビタミン B9 36%

33.　ベジタブルパイ

種類豊富な野菜でビタミン A が詰まったパイはいかがでしょう。中身が美味しいだけでなく、マッシュポテトで作るパイ生地は工夫に富んでいます。

材料（4 人前）：

じゃがいも 900g、角切り

冷凍サヤエンドウ　200g

カリフラワー½ 個、房ごとに小さくわける

にんじん 300g、小さくきる

角切りトマト缶詰　400g　1 缶

にんにく　4 片、スライス

たまねぎ　2 個、スライス

牛乳　200ml

ローズマリーの枝　1 本、細かく刻んだもの

小麦粉　小さじ 1 杯

オリーブオイル　大さじ 1 杯

塩　1 つまみ

下準備時間：15 分

調理時間：45 分

作り方：

耐炎性の皿を中火にかけ、小さじ 1 杯のオイルを熱します。たまねぎを加え、柔らかくなるまで炒め、小麦粉を混ぜいれ、さらに 2 分ほど炒めます。カリフラワー、人参、にんにく、ローズマリーを加え、かき混ぜながら、さらに 5 分炒めます。

トマトと 1 カップの水を加えます。蓋をして、10 分煮込み、蓋をとり、さらに 10 分、ソースが煮詰まり、野菜が柔らかくなるまで煮込みます。味付けをし、サヤエンドウを加え、さらに 1 分煮込みます。

じゃがいもを茹で、水切りし、つぶします。柔らかくなるまで牛乳を加え混ぜ、残りのオリーブオイルを加えます。

グリルを温め、野菜のミックスをパイ皿にいれ、マッシュポテトを上に乗せ、きつね色になるまで数分グリルで焼きます。 熱いうちに**いただきます。**

栄養素（1 人前）：388kcal, たんぱく質 15g, 炭水化物 62g（ 食物繊維 11g, 糖質 18g), 脂質 8g (飽和脂質 2g),

塩分 0.3g , カルシウム 17%, 鉄分 24%, マグネシウム 47%, ビタミン A　263%, ビタミン K　51%, ビタミン B1　32%, ビタミン B2　21%, ビタミン B3　25%, ビタミン B6　55% , ビタミン B9　34%

34.　かぼちゃとレンティルのサラダ

この色鮮やかなサラダは、缶詰のレンティルとジューシーなニホンかぼちゃを使います。食物繊維を多く含むだけでなく、1 日の必要摂取量以上のビタミンA、ビタミン B9 が摂れます。

材料（2 人前）：

ニホンかぼちゃ　500g、角切り

レンティルの缶詰　400g　1 缶、水切

ほうれん草 50g

チェリートマト　70g、半分にカット

にんにく　1 片、つぶしたもの

赤たまねぎ　¼ 個、スライス

チェシャーチーズ　20g、崩したもの

タイム　小さじ 1 杯

バルサミック酢　小さじ 1 杯

粒マスタード　小さじ½ 杯

焼いたかぼちゃの種　大さじ 1 杯

オリーブオイル　小さじ 1 杯

塩　1 つまみ

下準備時間：10 分

調理時間：30 分

作り方：

オーブンを 180℃（ガス　4）に温めます。かぼちゃに半量のオリーブオイル、にんにく、あじつけ、タイムを混ぜ、耐熱皿にいれ、オーブンで 25 分　柔らかくなるまで焼きます。

酢、マスタード、大さじ 1 杯の水、残りのオリーブオイルを混ぜ合わせます。レンティルをこれに加え、さらにたまねぎ、チェリートマト、ほうれん草も加えます。

レンティルのサラダを 2 つの皿に盛り分け、かぼちゃを上にのせ、チェシャーチーズ、かぼちゃの種をトッピングにのせていただきます。

栄養素（1 人前）：304kcal,　たんぱく質 15g , 炭水化物 41g(　食物繊維 13g, 糖質 15g), 脂質 10g (　飽和脂質 3g), 塩分 0.35g, カルシウム 17% , 鉄分 67% , マグネシウム 42%, ビタミン A　610% , ビタミン C　88% ,

ビタミン E　24%, ビタミン K　166%, ビタミン B1
27%, ビタミン B2　24% , ビタミン B3　14%, ビタミン
B6　35% , ビタミン B9　119%

35.　グレープフルーツサラダ

アガベネクターで甘さをつけたグレープフルーツの
サラダで、ビタミンＡとビタミンＣを摂取しましょ
う。この手軽で、ピスタチオの風味が効いたサラダ
は、お腹を満足させ、爽やかな気分にさせます。

材料（2 人前）：

ピンクグレープフルーツ 中　1 個

ホワイトグレープフルーツ中　1 個

ピスタチオ　大さじ 1 杯、細かく刻んだもの

アガベネクター　大さじ 1 杯

下準備時間：5 分

調理時間：なし

作り方：

グレープフルーツを房で割り、内皮をできるだけ取
り除きます。2 つのボウルにとりわけ、ピスタチオと
アガベネクターでトッピングし、いただきます。

栄養素（1 人前）：107kcal, たんぱく質 2g, 炭水化物 21g (食物繊維 2g , 糖質 12g), 脂質 1g, ビタミン A 56% , ビタミン C　128%

スナック

1.　アップルクリスプ

グラニースミスリンゴを 2 個の芯を除き、輪切りにスライスし、ベーキングシートに並べ、シナモンパウダーをふり、45 分オーブンで焼きます。

栄養素：90kcal, 炭水化物 25g (　食物繊維 3g, 糖質 22g), ビタミン C　14%

2.　ドライアプリコットバー

140g のアプリコットを 150ml の熱湯と、40g のオートとフードプロセッサーにかけます。ドライココナッツ 40g と 25g のひまわりの種、大さじ 1 杯の胡麻をテフロン加工のフライパンで弱火で炒め、アプリコットと 15g のドライクランベリー、大さじ 3 杯のヘンププロテインパウダー、大さじ 1 杯のチアシーズと混ぜます。長くきったサランラップにそれを伸ばします。冷やして、14 スライスにカットします。

栄養素（1 スライス）：78kcal,　たんぱく質 3g, 炭水化物 8g (　食物繊維 3g, 糖質 5g), 脂質 4g　(飽和脂質 2g)

3.　アボカドトースト

全粒小麦パンの小さめのスライスをトーストし、アボカドに塩コショウを加えつぶしたものを 50g のせます。

栄養素：208kcal, たんぱく質 5g, 炭水化物 28g (食物繊維 6g, 糖質 2g), 脂質 9g (飽和脂質 1g), ビタミンK 13% , ビタミンＢ９　13%

4.　　スムージー

ミキサーに、½カップのブルーベリー、1 カップのほうれん草、½カップの低脂肪ギリシャ風ヨーグルト、½カップのパイナップル味のココナッツウォーターを入れ、混ぜます。

栄養素：　168kcal, 炭水化物 24g (食物繊維 3g f, 糖質 8g), たんぱく質 17g, カルシウム 23%, ビタミン A 57%, ビタミン C　73%, ビタミン K　199%, ビタミン 9 16%

5.　　トレイルミックス

10g のウォールナッツ、10g のアーモンド、30g のレーズンを混ぜます。

栄養素: 217kcal, たんぱく質 4g、炭水化物 25g (食物繊維 2g, 糖質 17g), 脂質 13g （飽和脂質 1g）、マグネシウム 10%,

6.　エネルギーナゲッツ

50g のドライアプリコットと 50g のドライクランベリーを細かくなるまでフードプロセッサーにかけます。それをボウルに入れ、小さじ 2 杯のココナッツオイルを加えます。ウォールナッツの大きさに丸め、大さじ 1 杯のトーストした胡麻をまぶします。6 個のナゲッツができます。

栄養素（1 ナゲッツ）：113kcal, たんぱく質 2g, 炭水化物 21g（食物繊維 2g, 糖質 18g）, 脂質 3g (飽和脂質 1g)

7.　ブルーベリーヨーグルト

150g の低脂肪ヨーグルトに 2/1 カップのブルーベリーを混ぜます。

栄養素：　136kcal, たんぱく質 8g, 炭水化物 21g（　食物繊維 2g , 糖質 18g), 脂質 3g (　飽和脂質 1g),　カルシウム 27%, ビタミンＣ　13%, ビタミンＫ　18%, ビタミンＢ２　21%, ビタミンＢ１２　13%

8.　ポップコーン１カップ

栄養素: 31kcal, たんぱく質 1g, 炭水化物 6g（食物繊維 1g)

9.　　リンゴとピーナツバター

リンゴ小をスライスし、小さじ1杯のピーナツバターをぬります。

栄養素：189kcal, たんぱく質 4g, 炭水化物 28g (食物繊維 5g, 糖質 20g), 脂質 8g　(　飽和脂質 1g), ビタミンＣ 14%, ビタミンＢ３　14%

10.　　ひよこ豆のロースト

栄養素 50g: 96kcal, たんぱく質 4g, 炭水化物 13g　(　食物繊維 4g, 糖質 2g), 脂質 3g

11.　　ギリシャヨーグルトの苺和え

150g　のギリシャヨーグルトに中サイズの苺5個をそれぞれ半分に切り、混ぜます

栄養素 150kcal, たんぱく質 11g, 炭水化物 10g (　糖質 10g), 脂質 8g　(　飽和脂質 5g), カルシウム 10%, ビタミンＣ　60%

12.　　シナモンオレンジ

オレンジの外皮と内皮を取り除き、スライスし、小さじ1杯のオレンジジュース、小さじ1杯のレモン汁、シナモンパウダー1つまみをかけ、いただきます。

栄養素（1 人前）：86kcal, たんぱく質 1g, 炭水化物 22g (食物繊維 3g, 糖質 19g), ビタミン C　116% , ビタミン B9　10%

13.　アスパラガスのグリル

熱湯で 100g のアスパラガスを 2 分間ゆでます。水切りし、オリーブオイルを少量まぜます。数分アスパラガスをグリルで焼き、1 つまみのバターを溶かしかけ、アーモンドのフレークをかけていただきます。

栄養素：　107kcal, たんぱく質 4g, 炭水化物 4g (食物繊維 2g, 糖質 2 g), 脂質 9g (飽和脂質 3g), 塩分 0.1g, 鉄分 12%, ビタミン A　15%, ビタミン K　52%, ビタミン B1 10%, ビタミン B9　13%

14.　豆乳のスムージー

½本のバナナと 125ml の豆乳、小さじ½ 杯の蜂蜜と、ナツメグのパウダーを少々、滑らかになるまでミキサーでまぜます。ヘーゼルナッツを刻んだものをトッピングにいただきます。

栄養素（1 人前）：　220kcal, たんぱく質 8g, 炭水化物 24 (食物繊維 1g, 糖質 21g), 脂質 10g (飽和脂質 1g), 塩分 0.2g, ビタミン B2　14%, ビタミン B6　11%

著者によるその他の作品

体重を減らすジュースレシピ 50:

10 日以内に痩せる方法

究極の体づくり：

薬やシェイクなしで、プロのボディビルダーやコーチの間で利用されている、体調・栄養・精神的な強さを、向上させるための効果的な秘密とコツを学びます